PUBLICATIONS DE LA SOCIÉTÉ FRANÇAISE D'HYGIÈNE

CONTRIBUTION A L'ÉTUDE

DES

EAUX SULFUREUSES

Mémoire présenté à la Société française d'hygiène

PAR LE

Dr J. DE TYMOWSKI,

Des Facultés de Paris, Bâle et Munich,
Médecin de l'établissement thermal à Schinznach-les-Bains,
Membre de la *Société française d'hygiène*
et d'autres Sociétés savantes.

PARIS

AU BUREAU DE LA SOCIÉTÉ | GEORGES CARRÉ, ÉDITEUR
30, RUE DU DRAGON, 30 | 58, RUE SAINT-ANDRÉ-DES-ARTS

1890

Organe de la Société :

JOURNAL D'HYGIÈNE

CLIMATOLOGIE

EAUX MINÉRALES, STATIONS HIVERNALES ET MARITIMES, ÉPIDÉMIOLOGIE

Bulletin des Conseils d'Hygiène et de Salubrité

PUBLIÉ PAR

Le Dr Prosper DE PIETRA SANTA

Le Journal paraît tous les Jeudis.

20 francs par an.   30, rue du Dragon.

PARIS

PUBLICATIONS DE LA SOCIÉTÉ FRANÇAISE D'HYGIÈNE

CONTRIBUTION A L'ÉTUDE
DES
EAUX SULFUREUSES

Mémoire présenté à la Société française d'hygiène

PAR LE

Dr J. DE TYMOWSKI,

Des Facultés de Paris, Bâle et Munich,
Médecin de l'établissement thermal à Schinznach-les-Bains,
Membre de la *Société française d'hygiène*
et d'autres Sociétés savantes.

PARIS

AU BUREAU DE LA SOCIÉTÉ | GEORGES CARRÉ, ÉDITEUR
30, RUE DU DRAGON, 30 | 58, RUE SAINT-ANDRÉ-DES-ARTS

1890

CONTRIBUTION A L'ÉTUDE

DES

EAUX SULFUREUSES

Si je me permets d'ajouter quelques mots à l'histoire si souvent refaite des Eaux minérales, c'est que je possède des preuves certaines de l'action qu'ont ces agents médicamenteux comme stimulants, et par conséquent comme accélérant la nutrition, c'est-à-dire l'échange des matériaux organiques. En abordant ce sujet, je n'ai pas l'intention de m'attarder dans des considérations plus ou moins physiologiques et je ne rappellerai ici que des faits prouvés et indiscutables, qui, je l'espère du moins, suffiront à déterminer exactement les cas où les eaux sulfureuses doivent être indiquées.

Je dois faire observer, néanmoins, que tout en étudiant les eaux minérales uniquement au point de vue de leur valeur pharmaco-dynamique, je n'entends nullement méconnaître l'influence salutaire et incontestable des autres facteurs de tout traitement balnéo-thérapique : climat, hygiène et alimentation spéciale. J'ai surtout pour but, dans ce travail, de répondre aux auteurs modernes qui ont refusé toute valeur spécifique aux eaux minérales, quelle que soit leur nature, en attribuant les effets produits soit à leur température, soit au fait matériel du bain. Comme ils ont prétendu aussi que, jusqu'à présent, on n'avait pas publié d'analyses d'urines à la suite de l'emploi des eaux minérales, je me trouve en mesure de donner ici le résumé d'un travail très sérieux du Dr DRONKE, publié en 1887 en Allemagne *(Berlin. Klin. Wochenschrift*, n° 49).

Notre honoré confrère, atteint d'une *furonculose*, a fait un traitement hydrominéral à Schinznach-les-Bains. Il a pris 36 bains de 25 à 40 minutes, et après une cure de trois semaines, son poids total a augmenté de 3 kilog. 1/2. Les analyses d'urine faites à l'Institut du Pr Zuelzer, à Berlin, ont donné les résultats suivants :

1° La quantité normale d'urine a augmenté de 20 0/0, sans qu'il y ait eu ingestion d'une quantité plus considérable de liquides ;

· 2° La quantité de matériaux solides, qui à l'état normal s'élevait chez lui à 85 grammes par jour, est tombée tout d'abord (4e jour) à 74^{gr}6, pour augmenter ensuite, et s'élever le 17e jour à 89^{gr}7 ;

3° La quantité d'azote excrété n'était pas parallèle à la quantité de matériaux solides ; elle était le 4e jour de 14 0/0 supérieure à celle de l'urine normale ; le 5e jour elle tombait à 4 0/0 ; plus tard elle augmentait jusqu'à 38.7 0/0, chiffre constaté le 17e jour de la cure ;

4° La quantité d'acide phosphorique est diminuée ;

5° La quantité d'acide sulfurique (H_2SO_4) des sulfates est déjà le 4e jour du traitement de 60 0/0 plus considérable qu'à l'état normal ; la quantité de sulfates est encore augmentée dans des proportions plus fortes par l'usage des eaux de Schinznach.

Il n'est pas douteux, qu'une très grande quantité de soufre a été introduite dans l'organisme sans que cependant on ait pu jamais trouver traces d'hydrogène sulfuré dans l'urine ; on doit donc admettre que le soufre s'oxydait, ce qui explique la présence de cette quantité énorme d'acide sulfurique. Les combinaisons avec le phénol sont diminuées, ce qui prouve que la combustion des albuminoïdes est ralentie.

Voici le tableau de la quantité absolue de matériaux trouvés dans l'urine de 24 heures (en grammes) :

DATE	JOURS DU TRAITEMENT	RÉACTION	VOLUME EN C. C.	POIDS SPÉCIFIQUE	MATÉRIAUX SOLIDES	AZOTE TOTAL	ACIDE PHOSPHORIQUE P_2O_5			ACIDE SULFURIQUE (H_2SO_4)				Cl	CaO	MgO	K	Na
							Total.	Phosphate.	Acide glyc.-phosph.	Total.	Sulfate.	Acide éthéro-sulfur.	Soufre neutre					
normale		acide	1360	1,027	85,6	12,3	2,57	---	—	2,58	1,95	0,48	0,15	—	0,17	—	—	—
23-24	4	»	1600	1,020	74,6	14,08	2,61	2,54	0,07	4,11	3,25	0,22	0,64	4,3	0,32	0,11	8,3l	3,01
24-24	5	»	1650	1,022	84,6	13,50	2,72	2,60	0,12	3,76	2,88	0,54	0,34	4,7	0,35	0,12	10,24	0,42
25-26	6	»	1450	1,024	81,1	13,62	2,37	2,32	0,05	3,84	3,11	0,04	0,69	3,9	0,42	0,13	4,72	5,79
3-4	15	»	1600	1,022	81,1	15,46	2,64	2,61	0,03	4,48	3,39	0,14	0,45	4,0	0,41	0,17	6,1	4,4
4-5	16	»	1600	1,023	85,7	15,76	2,78	2,61	0,17	4,59	3,68	0,11	0,80	4,5	0,42	0,06	8,9	2,3
5-6	17	»	1750	1,022	89,9	17,15	3,04	2,98	0,06	4,78	3,60	0,13	1,05	4,0	0,39	0,06	11,4	1,5

Il résulte de ces recherches que l'eau de Schinznach-les-Bains produit sur l'échange des matériaux organiques les effets suivants : la quantité d'azote excrété augmente ; la quantité absolue et relative du soufre sous la forme de sulfates et de soufre neutre, comme aussi du soufre combiné à la potasse et à la chaux augmente ; par contre, les quantités relatives d'acide phosphorique et encore plus d'acide glycéro-phosphorique et de phosphate de soude diminuent.

Les recherches du Dr Dronke me paraissent présenter un intérêt d'autant plus sérieux que M. Leichtenstern, dans un livre publié récemment *(Allg. Therapie de Ziemssen)*, se plaint de ce que l'on ne connaisse pas encore exactement la variation que subissent les quantités des différents matériaux solides de l'urine, par l'emploi des bains, ordinaires, minéraux, ou gazeux.

Réservant, pour plus tard, la question de l'absorption par la peau des parties gazeuses de l'eau minérale, nous ferons remarquer seulement ici qu'en considérant le gaz comme seul capable de produire l'effet obtenu, nous sommes disposé à attribuer au système nerveux toute l'action produite par le bain.

Au premier abord, il paraît toutefois étonnant qu'une excitation des nerfs cutanés, aussi peu prononcée que celle qu'on obtient par l'eau minérale gazeuse, produise un effet aussi sûr et aussi considérable ; car on observe l'action vasomotrice par réflexes et l'action produite par l'excitation du nerf pneumogastrique, qui n'est pas douteuse. Je rappelle seulement l'action analogue observée dans différents états pathologiques, par exemple dans le tétanos et la tétanie, l'hystérie, etc., où les plus petites excitations des nerfs périphériques produisent l'effet le plus puissant.

On pourrait admettre que les parties minérales de l'eau irritent aussi les nerfs cutanés, mais l'expérience de tous les jours démontre que le gaz qui se trouve dans l'eau est le seul et unique agent d'excitation nerveuse. Reste à savoir si le gaz à l'état libre peut produire absolument les mêmes effets que l'eau gazeuse? Pour résoudre ce point d'interrogation, nous avons organisé ici, en 1887, les bains gazeux (pour un autre but il est vrai, car il s'agissait d'inhalation de gaz sulfhydrique), mais j'ai profité souvent de l'occasion, pour observer les effets produits par un séjour prolongé dans un espace rempli de gaz sulfhydrique. Au milieu d'un kiosque vitré s'élève une fontaine (système Sales-Girons) servant à la pulvérisation de l'eau minérale, qui contient une forte quantité du gaz sulfhydrique ($37^{cc},8$ par litre). Autour de cette fontaine, les malades respirent un air chargé de gaz carbonique et de gaz sulfhydrique (10 litres d'eau pulvérisée donnent 378 centimètres cubes de gaz sulfhydrique et 900 centimètres cubes de gaz carbonique). Ces gaz se mêlent à l'air atmosphérique d'après la loi connue; mais comme dans le kiosque l'air est très humide et qu'il est chauffé à une température de plus de 20° C, les poumons perdent beaucoup moins d'eau que dans le bain ordinaire. Je ne peux pas donner, en chiffres précis, la quantité du gaz utile absorbé, pas plus que la quantité du mélange des gaz contenus dans le kiosque, mais je sais que la quantité du gaz carbonique (Co_2) n'est pas supérieure à 5 0/0 et que les malades peuvent séjourner plus d'une heure dans le kiosque, sans inconvénient. Au lieu de discuter actuellement les effets curatifs de ces inhalations de gaz sulfhydrique, bornons-nous à analyser leurs effets physiologiques sur le système nerveux et la circulation.

En première ligne, il faut mentionner l'augmentation de la quantité d'urine et d'urée, la diminution de la fréquence du pouls et, après un long séjour (plus d'une heure), un abattement général; la respiration devient difficile, il y a de la céphalée, etc.

Ces effets sont si différents de ceux que l'on obtient dans le bain d'eau gazeuse, qu'il serait déraisonnable d'utiliser ces inhalations, là où les bains suffisent et sans une indication toute spéciale (1).

Il faut donc admettre, qu'indépendamment de l'acide sulfhydrique, il existe encore d'autres agents qui se trouvent dans l'eau minérale naturelle. La constance des combinaisons chimiques de l'eau minérale nous conduit à admettre l'existence réelle d'une force électrique, qui accompagne chaque décomposition chimique de l'eau, surtout de l'eau gazeuse. Toutefois, cette force électrique des bains est très faible et l'on doit pouvoir la remplacer artificiellement. D'autant plus que les expériences de Scoutetten, d'Heymann et de Krebs n'ont révélé aucune valeur pratique pour la thérapeutique; la force électrique existe pourtant; le fait est certain, et nous savons aujourd'hui que c'est le gaz contenu dans l'eau minérale qui lui donne naissance. Grâce au gaz dissous dans l'eau, cette force est électro-positive, mais le gaz sulfhydrique la rend électro-négative.

En résumé, le gaz de l'eau minérale joue un rôle prépondérant, que lui reconnaissent ceux-là mêmes qui refusent toute valeur aux eaux minérales; et de par l'expérience, ce juge suprême de toutes les théories scientifiques, c'est au gaz qu'appartient le premier rôle dans le traitement hydrominéral.

Une étude chimique attentive des eaux sulfureuses thermales de l'Europe établit que l'eau de Schinznach est celle qui possède la plus grande quantité de gaz sulfhydrique (2).

Cette richesse en gaz sulfhydrique donne aux bains une valeur exceptionnelle. Personne n'ignore que les proportions d'hydrogène sulfuré contenu dans toutes les sources sulfureuses sont très variables; les eaux des Pyrénées

---

(1) On prépare très souvent des bains sulfureux-gazeux artificiels, mais leur effet est problématique.

(2) Sauf l'eau de Grand Wardein en Hongrie, dont l'analyse donne des résultats invraisemblables.

n'en renferment pas à l'état gazeux. Par contre, la quantité de matériaux solides de Schinznach est beaucoup plus faible (2 gr. 16), pendant que les eaux d'Aix-la-Chapelle en contiennent 4 grammes, et que la source d'Hercule (Mehadia) en renferme 7 grammes.

Passons à l'examen de l'action pharmaco-dynamique des eaux sulfureuses, question d'autant plus controversée qu'elle a inspiré un grand nombre de travaux manquant de précision scientifique. Depuis les recherches de Hoppe-Seyler, Diakonow, etc., le gaz sulfhydrique est considéré comme ayant une action délétère sur le sang. Il forme, avec l'hémoglobine des hématies, des combinaisons chimiques qui contre-indiquent formellement l'emploi de bien des bains sulfureux chez les anémiques.

Dans notre siècle de neurosthénie et de misère organique, on redoute plus que jamais tout remède capable d'affaiblir le sang ; aussi est-il fort curieux qu'on se soit décidé à expérimenter la méthode de la saignée préconisée récemment par le Dr Wilhelmi (*Wiener Med. Presse* n° 1, 1890). Les observations qu'il a publiées sont intéressantes ; il a saigné des individus anémiques et chlorotiques, et ces malades, après une amélioration notable, ont été bientôt complètement guéris. Dans 30 cas, le Dr Wilhelmi a enlevé plus de 80 à 100 grammes de sang, et dans tous les cas les extrémités du malade, jusqu'alors froides, se sont réchauffées, l'appétit s'est amélioré, l'anémie a disparu, les forces et le poids ont augmenté. Le savant auteur ne donne aucune explication de son traitement. Mais, tout en laissant mes lecteurs libres de faire leurs réflexions, je ne puis me dispenser de citer à l'appui de cette méthode un travail du Pr Sappey : « Quand on fait subir aux animaux des pertes de sang considérables, de manière à activer la régénération des hématies, on constate que cette régénération se fait à l'aide du développement progressif et de plus en plus complet des hématoblastes, dont le disque s'accroît et acquiert une quantité de plus en plus grande d'hémoglobine tout en conservant longtemps encore un noyau volumineux... »

Si je ne m'abuse, l'action délétère du gaz sulfhydrique sur les corpuscules du sang présente une certaine analogie quant au résultat avec la saignée pratiquée dans le but de guérir la chlorose ; cette hypothèse se trouve confirmée par ces observations, comme aussi par l'expérience journalière de l'emploi des eaux sulfureuses gazeuses.

En résumé, une grande partie de la valeur thérapeutique de ce gaz repose précisément dans sa qualité destructive; seulement il faut savoir doser le remède, et ne l'appliquer que dans des conditions bien déterminées. On ne conteste donc plus l'action du gaz sur les nerfs périphériques, les mouvements réflexes sur les vasomoteurs, splanchniques et pneumogastriques, comme on ne conteste plus l'action spécifique du gaz sulfhydrique sur les hématies. Ces considérations suffisent pour nous déterminer à employer cet agent puissant partout où il s'agit d'augmenter l'action des nerfs, d'influencer la circulation et la nutrition, mais nous devons toujours être guidés par notre souveraine maîtresse : l'expérience, par la connaissance des faits, par la précision des observations cliniques notées avec autant d'exactitude que de bonne foi. Or, l'expérience a démontré la grande utilité des eaux sulfureuses dans les scrofules, tuberculose des os (carie), dans toutes les affections catarrhales des muqueuses, dans le rhumatisme et dans une certaine catégorie d'affections nerveuses.

IMPRIMERIE CENTRALE DES CHEMINS DE FER — IMPRIMERIE CHAIX,
RUE BERGÈRE, 20, PARIS. — 18060-8-90.

PRINCIPALES PUBLICATIONS DE LA SOCIÉTÉ

(1877-1889)

Nº 1. Dʳ DE PIETRA SANTA. *Société française d'hygiène*, sa raison d'être, son but, son avenir; broch. in-8º, 1877.

Nº 5. ASSAINISSEMENT DE PARIS. Épuration et utilisation des Eaux d'égout de la ville (Presqu'île de Gennevilliers et forêt de Saint-Germain). Documents divers; broch. in-8º, 1880.

Nº 9. ASSAINISSEMENT DE PARIS (Les Odeurs de Paris et les Systèmes des Vidanges); broch. in-8º, 1882.

Nº 11. Dʳ E. MONIN. La propreté de l'individu et de la maison; broch. in-8º, 1884. — 4ᵉ édition 1886.

Nº 14. HYGIÈNE ET ÉDUCATION DE L'ENFANCE (de la naissance à 12 ans). Réunion des trois brochures publiées après les concours de 1879-1884-1886; vol. in-8º, Paris, 1886.

Nº 16. Dʳ BLAYAC. Une colonie scolaire (vacances de 1887; broch. in-8º avec tableaux, 1887).

Nº 18. Dʳ DE PIETRA SANTA et A. JOLTRAIN. Les stations d'eaux minérales du centre de la France. La caravane hydrologique de septembre 1887. Vol. in-8º, illustré de 6 gravures. Paris 1888.

Nº 19. Dʳ DE PIETRA SANTA et A. JOLTRAIN. Les stations d'eaux minérales et les stations sanitaires de la Suisse et des Vosges. La caravane hydrologique d'août 1888. Vol. in-8º, illustré de 12 gravures. Paris 1889.

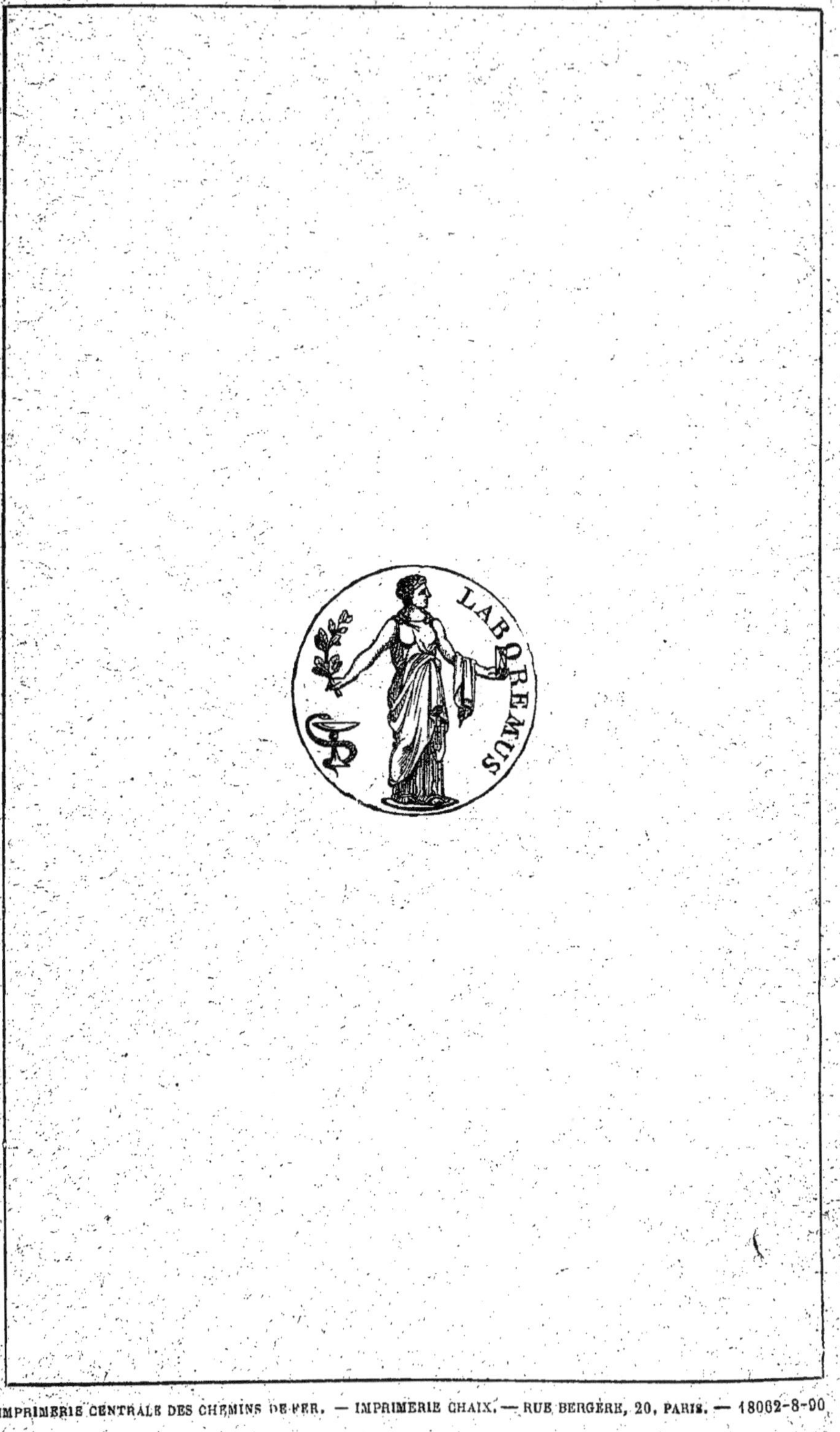

IMPRIMERIE CENTRALE DES CHEMINS DE FER. — IMPRIMERIE CHAIX. — RUE BERGÈRE, 20, PARIS. — 18082-8-90.